- 国家卫生健康委员会"十三五"规划教材
- 全国高等学校配套教材

供眼视光学专业用

眼镜学实训指导

第 2 版

主　编　瞿　佳　陈　浩

编　者（以姓氏笔画为序）

陈　绮　温州医科大学　　　　　保金华　温州医科大学

陈　浩　温州医科大学　　　　　瞿　佳　温州医科大学

卓佐跑　温州医科大学

审　校（以姓氏笔画为序）

丁冬冬　天津医科大学眼科临床学院　　倪海龙　浙江大学医学院

李　雪　哈尔滨医科大学　　　　　　高祥璐　天津医科大学

何　伟　辽宁何氏医学院　　　　　　唐　萍　首都医科大学

赵　炜　第四军医大学　　　　　　　蓝卫忠　中南大学

人民卫生出版社

图书在版编目（CIP）数据

眼镜学实训指导 / 瞿佳，陈浩主编 . —2 版 . —北京：
人民卫生出版社，2018

ISBN 978-7-117-26652-9

Ⅰ . ①眼⋯ Ⅱ . ①瞿⋯②陈⋯ Ⅲ . ①眼镜学 – 高等
学校 – 教材 Ⅳ . ① R778.3

中国版本图书馆 CIP 数据核字（2018）第 093192 号

人卫智网	www.ipmph.com	医学教育、学术、考试、健康，购书智慧智能综合服务平台
人卫官网	www.pmph.com	人卫官方资讯发布平台

眼镜学实训指导

第 2 版

主　　编：瞿　佳　陈　浩

出版发行：人民卫生出版社（中继线 010-59780011）

地　　址：北京市朝阳区潘家园南里 19 号

邮　　编：100021

E - mail：pmph @ pmph.com

购书热线：010-59787592　010-59787584　010-65264830

印　　刷：三河市潮河印业有限公司

经　　销：新华书店

开　　本：850×1168　1/16　印张：4.5

字　　数：121 千字

版　　次：2011 年 8 月第 1 版　2018 年 6 月第 2 版
　　　　　2025 年 8 月第 2 版第 6 次印刷（总第 7 次印刷）

标准书号：ISBN 978-7-117-26652-9

定　　价：18.00 元

打击盗版举报电话：010-59787491　E-mail：WQ @ pmph.com
　　（凡属印装质量问题请与本社市场营销中心联系退换）

前　言

　　眼镜学是研究眼镜及其应用的一门学科，是集理论和实践于一体并涉及多门其他学科的综合性课程。配戴框架眼镜不仅已经成为人们最常用的屈光矫正手段，也起到了眼睛防护及时尚的功能。《眼镜学》初版问世于2004年，是"十五"期间人民卫生出版社出版的眼视光学专业本科系列教材之一，并在2011年8月出版了第2版。第1版《眼镜学实训指导》是第2版《眼镜学》的配套教材，编写实训指导的最初设想是根据各大医学院校对第一轮眼视光学系列教材的使用情况和反馈意见而提出的，教材评审委员会对实训指导的内容进行了合理的定位。自2011年8月出版以来，它已在各大医学院校得到广泛的使用。该实训指导结合相应的实训课程，可以帮助学生更好地掌握和应用眼镜学的理论知识。

　　根据全国高等学校眼视光学专业本科国家卫生计生委规划教材《眼镜学》的内容，结合各医学院校对上一版《眼镜学实训指导》的使用情况和反馈意见，在第3版《眼镜学》编写会上，编委们对本实训指导的编写思路进行了重新梳理，并确定了第2版实训指导的修订内容和细节。编排时，在内容上，既考虑了与主课程教材在课程安排和内容上的配合度，又充分体现实际操作训练由易到难的过程；在形式上，用操作流程配合插图的方式，以期达到清晰引导和示范的作用。各实训间既相互联系又相对独立，在课程安排时可以根据具体要求或目的选择使用。

　　第2版《眼镜学实训指导》的内容主要包括眼镜片参数测量、眼镜架参数测量及其调校、眼镜加工以及配镜参数测量等。每次实训内容按实训目的、实训仪器和材料、实训步骤及注意事项、实验记录四个部分的格式进行编写，便于学生合理使用。

　　本版实训指导进一步汲取了温州医科大学保金华、卓佐跑、马轶等老师的意见，他们在该领域承担了多年的实践带教工作，经验丰富，其意见具有很高的指导价值；温州医科大学李雪老师在文字梳理及修正等方面做了大量工作；主教材编委们对实训指导进行了详细的审修，使其达到了预定的设计目标和要求，在此一并感谢。

瞿　佳　陈　浩

2018年4月

实训守则

1. 学生实训前应认真预习，做好实训课前准备，明确实训目的与要求、实训步骤，初步了解实训所用设备的性能及使用方法，以保证实验任务顺利完成。

2. 学生须按照课程实践表，按时进入实验室。

3. 学生进入实验室时必须统一身穿白大褂（或其他规定工作着装），不得赤脚或穿拖鞋入内。

4. 携带好实训教材、实训记录表及其自备的实训用品，不得将与实训无关的物品带入实验室，不得将实验室物品带出实验室。

5. 实训过程中遵循课程要求，保持安静。

6. 遵守实验室有关操作规程，不接触与实训课无关的仪器设备及材料，不进入与实训无关的场所。注意安全，节约水、电、耗材等，遇到事故应立即切断电源、火源，并向指导教师报告，采取紧急措施。

7. 爱护实验室的所有仪器设备及用品，如发现损坏，要及时报告，查明原因。

8. 实训中，学生必须如实记录各种实训数据，积极分析思考，认真按要求完成实训报告。实训报告按指导教师要求按时上交。

9. 实训完毕，学生在教师指导下认真清洗、擦拭眼镜片及相关器具，并放回原位，关闭水源、电源。

10. 实行卫生值日制，值日生要负责当天实验室内卫生，并负责清点、整理各种公用物品，经教师查点后方可离开实验室。

目　录

透镜的识别和中和

　　球面透镜,简称球镜,其光学作用是可以使平行光线形成一个焦点。球镜有两个折射面,可均为球面,或一面是球面而另一面是平面。球镜可分为正透镜(凸透镜)和负透镜(凹透镜)两种。

一、球镜的识别和中和

　　1. 球镜的识别　通常可采用三种方法来识别正负球镜,分别是薄厚法、影像法和像移法。

　　(1)薄厚法:通过观察球镜的形态或者触摸球镜的表面,比较球镜中央和边缘的厚度,识别球镜的性质。

　　1)正球镜:中央厚、边缘薄(图1-1左)。

　　2)负球镜:中央薄、边缘厚(图1-1右)。

　　(2)影像法:通过观察球镜的成像特点,识别球镜的性质。

　　1)正球镜:通过正球镜观察物体,其像放大。

　　2)负球镜:通过负球镜观察物体,其像缩小。

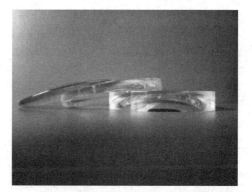

图1-1　正球镜(左)、负球镜(右)和环曲面散光透镜(中)

　　需要注意的是,观察正球镜成像时,如正球镜与观察眼的距离小于正球镜的1倍焦距时,看到的是正立放大的虚像;如果大于正球镜的1倍焦距,小于2倍焦距,看到的是倒立放大的实像;如果大于正球镜的2倍焦距,看到的是倒立缩小的实像。

　　(3)像移法:手持球镜(凸面朝外)置于眼前,通过透镜后表面的光学中心观察远处的"十"字视标(包括水平线和垂直线),缓慢地沿着水平(左右)或者垂直(上下)方向平移球镜,通过球镜观察到的像也发生移动。

　　1)如果像的移动方向与球镜的移动方向相同,称为顺动,表示该球镜为负球镜。

　　2)如果像的移动方向与球镜的移动方向相反,称为逆动,表示该球镜为正球镜。

　　需要注意的是,识别正球镜时,如果球镜与眼睛的距离超过它的1倍焦距,将看到倒立

笔记

顺动的像。为避免判断失误，一般将球镜置于眼前较近处（如 15~20cm），如果观察到倒立的像，应将该球镜移近，即更靠近观察眼。

球镜的屈光力越高，像的移动速度越快；屈光力越低，像的移动速度越慢。若像不动，表示该球镜的屈光力为 0D，即平光镜。

在临床上，上下或左右平移球镜的方法较常用，但我们也可以通过前后移动球镜来识别其性质。

1）球镜由眼前向远处移动时，通过球镜观察到的像向远处移动；当球镜由远处向眼前移动时，通过球镜观察到的像向眼前移动，这种现象也称为顺动，表示该球镜为负球镜。

2）如果像的移动方向与球镜的移动方向相反，则称为逆动，表示该球镜为正球镜。

2. 球镜的中和 像移法是球镜中和法的基础。球镜中和法是指用已知度数的球镜与未知度数的球镜相联合，寻找与未知球镜度数相抵消的已知球镜，以获得未知球镜的度数。球镜中和法常用镜片箱的已知球镜进行中和。

（1）测量步骤：

1）手持未知透镜（凸面朝外）置于眼前，通过透镜后表面的光学中心观察远处的"十"字视标（包括水平线和垂直线）。

2）旋转未知透镜，如无剪刀现象，即为球镜；如有剪刀现象，则为散光透镜（详见"二、散光透镜的识别和中和"相关内容）。

3）观察者可沿着水平或垂直方向慢慢移动该球镜，如果像的移动方向与球镜移动方向相同，称为顺动，表明其为负球镜；如果像的移动方向与球镜移动方向相反，称为逆动，这时观察者的眼睛在正球镜的 1 倍焦距以内，表明其为正球镜。

4）从镜片箱内选取一片性质相反的球性试镜片，用它的后表面与未知球镜的前表面相贴（尽量保持两透镜的光学中心对齐），慢慢在水平或垂直方向上移动这两个透镜，并判断是顺动还是逆动。

5）根据像的移动方向调整镜片箱内已知球性试镜片的度数，直到所观察"十"字视标的影像不动，此时用于中和的已知球性试镜片的度数即为未知球镜的度数，但两者性质相反，即正负号相反。

6）记录未知球镜的屈光力。

（2）注意事项：

1）为了使已知度数的球性试镜片与未知度数的球镜紧密叠合，应将球性试镜片叠放在未知球镜的凸面（图 1-2），如果叠放在未知球镜的凹面，因两者之间存在间隙，会出现较大的测量误差。

2）中和法测量的是球镜的前顶点屈光力，而不是后顶点屈光力。

3）采用中和法测量球镜屈光力，对于负球镜和低度正球镜而言，前顶点屈光力近似于后顶点屈光力；但对于中高度正球镜，其前顶点屈光力则低于后顶点屈光力。

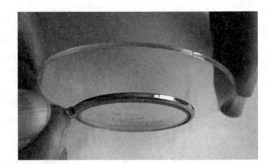

图 1-2 未知球镜与球性试镜片联合

4）对正球镜进行中和时，如果该球镜与眼睛的距离超过其 1 倍焦距，将看到倒立顺动的像。为了避免判断失误，一般将其靠近眼睛，如眼前约 15~20cm 处。如果仍看到倒立的像，应将其更移近眼睛，直至看到正立的像再行中和。

笔记

二、散光透镜的识别和中和

散光透镜，根据两个折射面的形状不同，分为柱面透镜、球柱面透镜和环曲面透镜三种。其中，柱面透镜，一面为柱面，另一面为平面；球柱面透镜，通常一面为球面，另一面为柱面。但临床上，为了提高光学成像质量，通常将散光透镜加工为环曲面透镜，即一面为环曲面，另一面为球面。

1. 散光透镜的识别　对散光透镜的识别方法主要有边缘法、平面法和剪刀运动三种。

（1）边缘法：观察透镜边缘，边缘厚度一样为球面透镜；若厚度不同且在互相垂直的方向上有最厚边缘与最薄边缘的区别，该透镜为散光透镜（见图 1-1 中）。值得注意的是，边缘法主要用于负柱镜的识别。

（2）平面法：主要用于识别散光透镜为内环曲面设计还是外环曲面设计。

1）内环曲面设计：散光透镜为内环曲面设计时，透镜的内表面为环曲面，内表面各方向的曲率不同，因此将透境的内表面朝下放在平面（如桌面）上，透镜与接触面无法完全接触，导致放置不稳。

2）外环曲面设计：散光透镜为外环曲面设计时，透镜的内表面为球面，内表面各方向的曲率相同，因此将透镜的内表面朝下放在一个平面上，透镜与接触面完全接触。

简而言之，若透镜（圆形）的边缘厚度不同，则为散光透镜；若透镜与接触面无法完全接触，用手轻拍透镜时会有晃动，则为内环曲面设计的散光透镜；若放置在平面上时，平稳且无晃动为外环曲面设计的散光透镜。由于内环曲面设计的散光透镜更美观，且在消像差及提高成像质量等方面明显优于外环曲面设计的散光透镜，因此在临床上应用更多。

（3）剪刀运动：以散光透镜的中心为轴进行旋转时，通过透镜可观察到"十"字视标的两条线随着透镜的旋转出现"张开"继而又"合拢"状的移动，这种现象称为"剪刀运动"。该现象是因为散光透镜各子午线方向的屈光力不同所致。

2. 散光透镜的中和

（1）测量步骤：

1）手持未知透镜，通过透镜后表面的光学中心观察远处的"十"字视标。

2）旋转未知透镜，如有剪刀现象，即为散光透镜。

3）通过未知散光透镜观察"十"字视标的像，旋转未知透镜，令通过透镜观察到的"十"字视标像的水平和垂直线与露在透镜外的"十"字视标的水平和垂直线分别相连，此时，未知散光透镜的两条主子午线正好位于水平和垂直方向上，用记号笔标记这两条主子午线（图 1-3）。

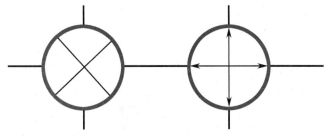

图 1-3　采用中和法通过散光透镜观察到的"十"字视标
左图显示：散光透镜的两条主子午线未对准"十"字视标的水平和垂直线；
右图显示：通过旋转，使散光透镜的两条主子午线正好对准"十"字视标的水平和垂直线

笔记

4）确定未知散光透镜的两条主子午线的位置后,使用镜片箱里的球性试镜片分别沿着两条主子午线方向中和它们的屈光力(方法同"球镜的中和")。确定两条主子午线上的屈光力后,再转换为负柱镜的处方表达形式,并记录。

（2）注意事项:使用中和法测量未知散光透镜毛坯片时,无须记录轴向。

（陈 绮 瞿 佳）

附　透镜的识别和中和实验记录单

班级：_____　姓名：_____　学号：_____　日期：_____

1. 球镜的识别

透镜编号	透镜性质	识别办法	评分	教师签名

2. 球镜的中和

透镜编号	试镜片屈光力	球镜屈光力	评分	教师签名

3. 散光透镜的识别

透镜编号	散光透镜性质（内或外环曲面）	识别办法	评分	教师签名

4. 散光透镜的中和

透镜编号	试镜片屈光力	散光透镜屈光力	评分	教师签名
	/	/		
	/	/		

总分：_____

日期：_____

透镜的屈光力测量

> **目的**
>
> 使用镜片测度表和镜片测度仪(又称焦度计)测量透镜的屈光力。
>
> **仪器和材料**
>
> 球面透镜、散光透镜、镜片测度表、手动焦度计、全自动焦度计

在工作中,我们既可以用中和法来获悉眼镜片的前顶点屈光力,也可以用镜片测度表测量眼镜片的近似屈光力,还可以用焦度计测量眼镜片的后顶点屈光力。这里我们主要介绍后两种方法。

一、球镜的屈光力测量

1. **镜片测度表** 如图 2-1 所示,下方三个箭头为测量脚,其中中间的测量脚为活动脚,两端的为固定脚。镜片测度表可测量出两定点 K 与 $L(2y)$ 之间的垂度 s,中间活动脚与表盘内指针有齿轮连接,测度表表盘内的刻度为屈光力数值,可直接读取,单位为 D。

（1）测量步骤

1）标记球镜的光学中心。

2）将镜片测度表垂直置于球镜前表面(凸面),中间活动脚对准球镜的光学中心,根据表盘内指针位置,读出该球镜前表面的屈光力,单位为 D(图 2-2A:+5.00D)。

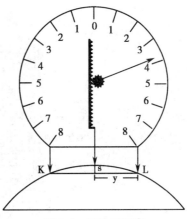

图 2-1 镜片测度表

3）再将镜片测度表垂直置于球镜后表面(凹面),中间活动脚对准球镜的光学中心,根据表盘内指针位置,读出球镜后表面的屈光力,单位为 D(图 2-2B:−6.75D)。

4）球镜前、后表面的屈光力的代数和,即为该球镜的近似屈光力,单位为 D(图 2-2:−1.75D)。

（2）注意事项

1）镜片测度表使用前需确认表盘内指针是否归零。

2）镜片测度表对每片透镜表面的测量值为该透镜的面屈光力。

3）镜片测度表是按特定折射率设计的,通常折射率 $n=1.53$ 或 $n=1.523$。以 $n=1.53$ 为例,若所测透镜 $n \neq 1.53$,则真实屈光力的计算公式为:

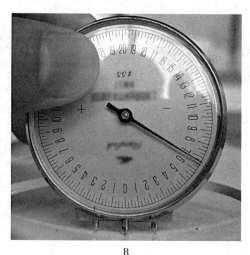

图 2-2 使用镜片测度表测量球镜（屈光力为 −1.75D）

A. 球镜前表面屈光力为 +5.00D　B. 球镜后表面屈光力为 −6.75D

$$真实屈光力 = 镜片测度表读数 \times \frac{n-1}{0.53}$$

4）当所测透镜为薄透镜时，根据镜片测度表测得的前后表面屈光力的代数和（近似屈光力）接近该透镜的实际屈光力；若为厚透镜，用该方法测得的近似屈光力会与其实际屈光力存在一定偏差，可以通过厚透镜屈光力公式进行校准，具体如下：

$$F_E = F_1 + F_2 - \frac{t}{n} F_1 F_2$$

（F_1 和 F_2 分别为透镜的前后表面屈光力，t 为透镜的中央厚度，n 为透镜的折射率）

2. 焦度计 这里主要介绍的是手动焦度计（图 2-3）对球镜屈光力的测量。

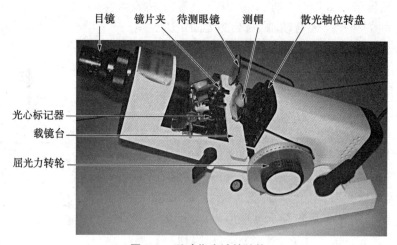

图 2-3 手动焦度计的结构

（1）使用前准备

1）目镜调整：目的是补偿测量者未矫正的屈光不正，减少被测透镜屈光力的测量误差。将目镜旋转至最大正度数（通常按逆时针方向），测量者通过目镜观察内部固定分划板上的黑线条，然后反方向旋转目镜，减少目镜的正度数（通常按顺时针方向），即缓慢地旋转目镜直至所观察的内部分划板上的黑线条清晰时停止，目镜调整完成（图 2-4）。

如图 2-5 所示，手动焦度计内部分划板上包括轴向表、横（竖）十字子午线以及以子午线交点（表示焦度计的光学中心）为圆心的同心圆。同心圆由中央向周边延伸，每一个同心圆

笔记

代表 1△,用于测量透镜的棱镜度及底向。使用焦度计时可以通过目镜补偿旋钮下的十字子午线旋钮调整子午线的方向。

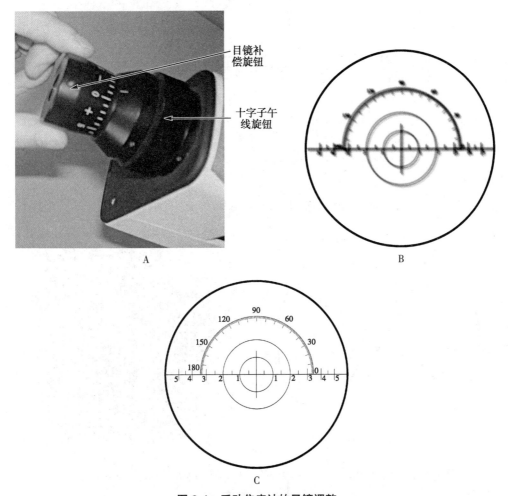

目镜补偿旋钮

十字子午线旋钮

A

B

C

图 2-4　手动焦度计的目镜调整

A. 手动焦度计的目镜　B. 将目镜选择至最大正度数时,见内部模糊的分划板黑线条

C. 减少目镜的正度数直至见清晰的分划板黑线条,调整完成

2)校准工作:在目镜调整完成的前提下,打开电源开关。载镜台空载时,通过目镜边观察边旋转屈光力转轮,直到能够清晰看到准直分划板上的亮视标(通常为绿色或黄绿色)。将亮视标与固定分划板上的黑线条对正。当亮视标调到最清晰时(图 2-6A),屈光力转轮度数应指在 0.00 刻度(图 2-6B),若不指在 0.00 刻度,说明存在误差值,应检修该焦度计;如须继续使用,则所测透镜的屈光力为测量值减去误差值。

如图 2-6A 所示,亮视标通常由相互垂直的组合线构成,一个方向为 3 条细亮线,另一个方向为 2 条细亮线。亮视标的中央,即相互垂直的组合线的交点为被测透镜的光学中心。在无棱镜情况下,应移动透镜使透镜的光学中心,即亮视标的中央与分划板的中心重合。旋转散光轴位转盘,可以改变亮视标的方向(图 2-7)。测量散光透镜时,只有散光轴位与亮视标的某一方

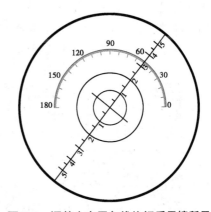

图 2-5　调整十字子午线旋钮后目镜所见

笔记

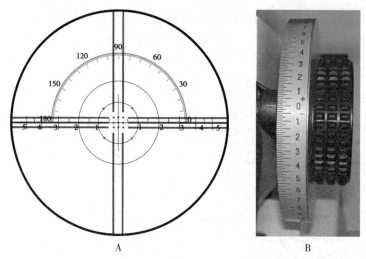

图 2-6　A. 亮视标校准后目镜所见　B. 屈光力转轮度数

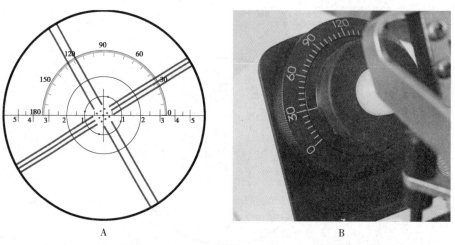

图 2-7　A. 旋转散光轴位旋钮目镜所见　B. 对应的外部散光轴位转盘所指轴位

向一致时,才能通过屈光力转轮将两个方向的亮视标分别调整至最清晰。

　　通常,亮视标包含线状视标和点状视标(图 2-8),线状视标由两组相互垂直的线条组成,通常情况下,一组为 3 条细线,另一组为 2 条细线;点状视标位于线状视标中心的周围。测量球镜时点状视标和线状视标同时清晰呈现。测量散光透镜时,点状视标呈现为短线,短线长度与散光量成正比,且线状视标的两组相互垂直的线条不能同时清晰成像。

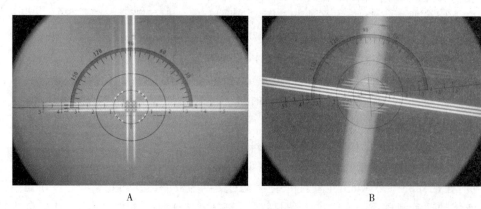

笔记

图 2-8　亮视标
A. 球镜的亮视标　B. 散光透镜的亮视标

（2）测量步骤

1）当测量一副眼镜的屈光力时,通常先测量右眼镜片。

2）将眼镜置于可移动的载镜台上,镜腿朝下,眼镜架底部应稳定靠于载镜台,左右移动眼镜架或者上下移动载镜台,使眼镜片的光学中心尽量正对测帽的中心,然后放下镜片夹,固定眼镜。

3）通过目镜,观察亮视标,亮视标包括点状视标和线状视标,点状视标中心应位于分划板十字黑线条的中央,说明眼镜片光学中心对准焦度计的测帽中心;若未对齐(图2-9),则需要上下左右移动眼镜架使之对齐。

4）旋转屈光力转轮逐渐使亮视标聚焦清晰,同时再次调整眼镜架位置确保眼镜片的光学中心居中,即点状视标居中。

5）如果点状视标及线状视标同时变清晰,说明该眼镜片为球镜;当亮视标聚焦最清晰时,读取屈光力转轮对应度数,即为该眼镜片的屈光力(图2-10:-4.00D)。

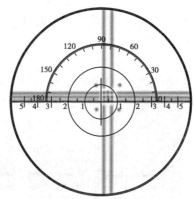

图2-9　目镜所见:光学中心未对齐

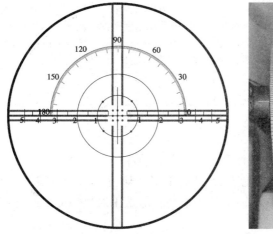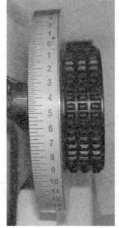

图2-10　调整屈光力转轮至亮视标最清晰后,显示屈光力为 -4.00DS

6）按下焦度计的光心标记器,在透镜上标记三个红点,当中的红点即为光学中心。

7）继续测量左眼镜片,重复步骤2)~步骤6)。

8）使用直尺测量眼镜左右镜片当中红点之间的距离,即为该眼镜的瞳距。

（3）注意事项:手动焦度计屈光力转轮标识的屈光力度数,通常红色表示为负透镜度数,黑色表示为正透镜度数。

二、散光透镜的屈光力测量

1. **镜片测度表**　测量步骤(以测量一片环曲面透镜屈光力为例):

1）标记该环曲面透镜的光学中心及两条主子午线(可参照中和法)。

2）将镜片测度表垂直置于透镜的前表面(凸面),中间活动脚对准透镜的光学中心,根据表盘内指针位置,读出该透镜前表面(球面)的屈光力,单位为D(图2-11A:+7.25D)。

3）将镜片测度表垂直置于透镜后表面(凹面),三个测量脚对准其中一条主子午线,中间活动脚对准透镜的光学中心,根据表盘内指针位置,读出后表面该主子午线上的屈光力

笔记

（图 2-11B：-4.75D）；透镜前表面屈光力与后表面该子午线上的屈光力代数和，即为该环曲面透镜一条主子午线上的近似屈光力，单位为 D（此例结果：+2.50D）。

4）同步骤 3）获取后表面另一条主子午线上的屈光力（图 2-11C：-6.25D），进而计算出该环曲面透镜另一条主子午线上的近似屈光力，单位为 D（此例结果：+1.00D）。

5）根据散光透镜的处方转换方法（"交叉柱镜"形式变为"球柱镜"形式）记录散光透镜的屈光力，通常以负柱镜的处方形式表示（此例结果：+2.50DS/-1.50DC×"最负度数子午线的轴向"）。

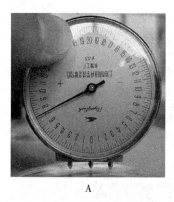 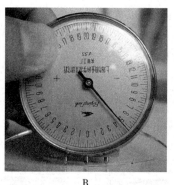 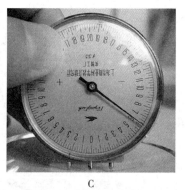

A   B   C

图 2-11　镜片测量表测量一片环曲面透镜的屈光力
A. 前表面（球面）屈光力为 +7.25D　B. 后表面（环曲面）一条主子午线上的屈光力为 -4.75D
C. 后表面（环曲面）另一条主子午线上的屈光力为 -6.25D

2. **焦度计**（以手动焦度计为例）

（1）使用前准备：同球镜测量。

（2）测量步骤

1）当测量一副眼镜屈光力时，通常先测量右眼镜片。

2）将眼镜置于可移动的载镜台上，镜腿朝下，眼镜架底部应稳定靠于载镜台，左右移动眼镜架或者上下移动载镜台，使眼镜片的光学中心尽量正对测帽的中心，然后放下镜片夹，固定眼镜。

3）通过目镜，观察亮视标，如果点状视标变成短线状视标，且相互垂直的线状视标不能同时清晰成像，说明该眼镜片为散光透镜（图 2-12）。

4）左右手分别交替旋转屈光力转轮及外置轴向转盘，直至亮视标的线状视标在一个方向上的细线与点状视标的短线方向平行，且该细线清晰连贯（无断开）。移动眼镜片令光学中心居中。记录屈光力转轮所指的屈光度数，以及轴向转盘所指的散光轴向（注：如外置轴向转盘与内置轴向相差 90°，取内置轴向的角度）。

5）继续转动屈光力转轮调整线状视标另一方向上的细线至清晰，记录屈光力转轮所指度数及对应轴向[该轴位为步骤 4）所记录的轴位 +/-90°]。

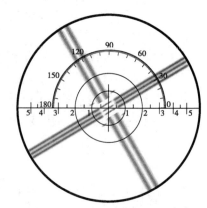

图 2-12　手动焦度计测量散光透镜时的目镜所见（未调整时）

6）将得到的两个轴向上的屈光力转换为负柱镜的处方形式。

例：步骤 4）结果 -2.00DC×30，步骤 5）结果 -2.50DC×120，该眼镜片的负柱镜的处方形式为 -2.00DS/-0.50DC×120（图 2-13）。

笔记

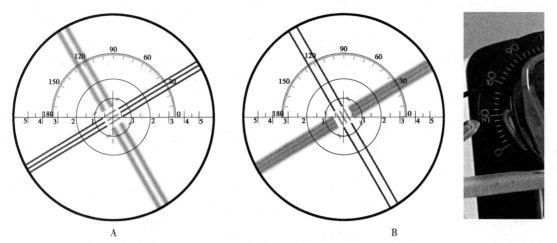

图 2-13　手动焦度计测量散光透镜时的目镜所见（经调整）

A. 亮视标一个方向（30°）上细线清晰　B. 亮视标另一个方向（120°）

7）继续测量左眼镜片，重复步骤 2)～步骤 6)，记录结果先右后左。

8）瞳距测量同球镜。

（陈　绮　瞿　佳）

附　透镜的屈光力测量实验记录单

班级：＿＿＿＿＿＿　姓名：＿＿＿＿＿＿　学号：＿＿＿＿＿＿　日期：＿＿＿＿＿＿

1. 使用镜片测度表测量球镜屈光力

透镜编号	前表面面屈光力	后表面面屈光力	透镜近似屈光力	评分	教师签名

2. 使用镜片测度表测量散光透镜屈光力

透镜编号	前表面面屈光力	后表面面屈光力	透镜近似屈光力	评分	教师签名

3. 使用手动焦度计测量球镜屈光力

透镜编号	透镜屈光力	评分	教师签名

4. 使用手动焦度计测量散光透镜屈光力

透镜编号	透镜屈光力	评分	教师签名

5. 使用手动焦度计测量一副眼镜的屈光力，并用自动焦度计核查

眼别	眼镜片屈光力（手动）	眼镜片屈光力（自动）	评分	教师签名

总分：＿＿＿＿＿＿

日期：＿＿＿＿＿＿

透镜的厚度测量

🖋 **目的**

采用镜片厚度卡钳测量透镜的厚度。

🖋 **仪器和材料**

球面透镜、散光透镜、镜片厚度卡钳

镜片厚度卡钳是测量透镜厚度的一种简便工具,其简单工作原理如图 3-1 所示。图中 C 点为卡钳的轴,J 为卡钳的测量端,S 为圆弧形刻度面,P 为指针。若要测量透镜上某点的厚度,则将该点卡在测量端 J,指针将在圆弧刻度面上移动一定距离,指针所指的数值即厚度值,单位为 mm。透镜上某点的厚度 t 与指针 P 在圆弧形刻度面上移动的距离 d 之间存在一定关系,具体如下式:

$$t=\frac{d}{4}$$

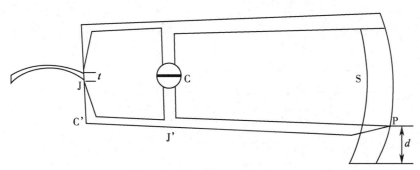

图 3-1　镜片厚度卡钳的工作原理图

一、球镜的厚度测量

1. 使用镜片厚度卡钳测量球镜的中心厚度,测量步骤如下:

1)标记球镜的光学中心。

2)将球镜的光学中心卡在测量端 J,球镜平面与测量端保持垂直。

3)指针将在刻度面上移动一定距离,指针所指的刻度值即该球镜的中心厚度值,读出数值并记录,单位为 mm。

2. 使用镜片厚度卡钳测量球镜的边缘厚度,测量步骤如下:

笔记

　　1）将球镜的任意子午线方向的最边缘处卡在测量端 J,球镜平面与测量端保持垂直。

　　2）指针将在刻度面上移动一定距离,指针所指的刻度值即该球镜的边缘厚度值,读出数值并记录,单位为 mm。

　　3. 注意事项　镜片厚度卡钳使用前需确认指针 P 是否归零。

二、散光透镜的厚度测量

　　1. 使用镜片厚度卡钳测量散光透镜的中心厚度,测量步骤如下:

　　1）标记散光透镜的光学中心。

　　2）将散光透镜的光学中心卡在测量端 J,透镜平面与测量端保持垂直。

　　3）指针将在刻度面上移动一定距离,指针所指的刻度值即该散光透镜的中心厚度值,读出数值并记录,单位为 mm。

　　2. 使用镜片厚度卡钳测量散光透镜的边缘厚度,测量步骤如下:

　　1）确定散光透镜的两条主子午线(参考"实训一　透镜的识别和中和"之"中和法"步骤),即为该散光透镜最厚及最薄边缘所在方向。

　　2）分别将散光透镜的最厚和最薄边缘卡在测量端 J,透镜平面与测量端保持垂直。

　　3）指针将在刻度面上移动一定距离,指针所指的刻度值即该散光透镜的边缘厚度值,读出数值并记录,单位为 mm。

　　3. 注意事项　镜片厚度卡钳使用前需确认指针 P 是否归零。

（陈　绮　瞿　佳）

附　透镜的厚度测量实验记录单

班级:＿＿＿＿＿＿　姓名:＿＿＿＿＿＿　学号:＿＿＿＿＿＿　日期:＿＿＿＿＿＿

1. 使用镜片厚度卡钳测量球镜的厚度

透镜编号	透镜中心厚度	透镜边缘厚度	评分	教师签名

2. 使用镜片厚度卡钳测量散光透镜的厚度

透镜编号	透镜中心厚度	透镜边缘厚度	评分	教师签名
		/		
		/		
		/		
		/		

总分:＿＿＿＿＿＿

日期:＿＿＿＿＿＿

实 训 四

眼用棱镜的测量

🍃 **目的**

掌握球面透镜及散光透镜的棱镜效果的检测技能。

🍃 **仪器和材料**

直尺、记号笔、棱镜

眼用棱镜是指薄三棱镜,眼科和视光学中使用眼用棱镜的主要目的是偏折入射光线,改变成像位置,解决双眼视网膜异常对应成像的问题。临床上,有些配镜者不仅需要用透镜矫正屈光不正,同时还需要用棱镜矫正因眼位异常导致的双眼视网膜异常对应成像问题,这就需要定制一副具有棱镜效果的透镜。

一、测量球面透镜的棱镜效果

1. 正切尺法测量未知棱镜效果 测量步骤如下:

(1)以 1cm 为间隔制作正切尺,建议画 10 个刻度,即从 0~9(图 4-1)。

(2)将正切尺贴于与人眼保持水平位的垂直墙面上。

(3)站在与墙距离 1m 处,右手持未知棱镜置于右眼前(棱镜与地面垂直),棱镜与正切尺的距离保持为 1m,棱镜的底顶线保持水平,棱镜的底向左。

(4)单眼通过未知棱镜观察正切尺的 0 位的偏移,如 0 位移至刻度 5,即表示该未知棱镜屈光力为 $5^\triangle$。

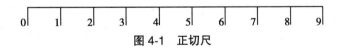

图 4-1 正切尺

2. 手动焦度计法测量棱镜效果

(1)手动焦度计的棱镜刻度线:由目镜观察到的十字线上还有一些同心圆,即为棱镜刻度线。如图 4-2 所示,最小的同心圆代表 $1^\triangle$,第二个同心圆代表 $2^\triangle$,依此类推。通常 $0^\triangle$~$5^\triangle$ 的棱镜屈光力可以直接从视窗屏幕上读数。

(2)读数方法:如果透镜存在棱镜效果,被测透镜的中心(亮视标的中心)就会偏离十字线的中心,通过棱镜刻度线读出棱镜屈光力。棱镜底的方向由亮视标中心相对十字线中心的位置来决定。水平方向的棱镜记录为底向内或底向外,垂直方向的棱镜记录为底向上或向下。如果是右眼镜片,被测透镜的中心偏向鼻侧(相对于被测眼镜的鼻侧,下同),表示底向内;如果偏向颞侧,表示底向外。例如图 4-2B 所示,如果是右眼镜片,通过棱镜刻度线读出棱镜屈光力为 2$^\triangle$,底向内;如果是左眼镜片,通过棱镜刻度线读出棱镜屈光力为 2$^\triangle$,底向外。

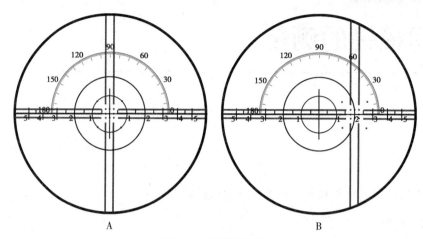

图 4-2　棱镜刻度线

A. 无棱镜效果　　B. 具有棱镜效果

（3）测量步骤:

1）完成手动焦度计的使用前准备。

2）把待测棱镜置于载镜台,上下左右移动棱镜,观察被测透镜中心（亮视标中心）相对于棱镜刻度线的最小偏移位置,读取棱镜屈光力及底向。

3）也可使用自动焦度计测量棱镜效果（包括棱镜屈光力及底向）。

（4）注意事项:如所测透镜同时含有屈光力及棱镜效果,按测量透镜屈光力的步骤测量被测透镜,被测透镜中心（亮视标中心）相对于棱镜刻度线的最小偏移位置为棱镜屈光力。

二、测量散光透镜的棱镜效果

使用手动焦度计测量散光透镜的合成棱镜效果和分解棱镜效果。

1. 测量合成棱镜效果,步骤如下:

（1）按散光透镜的测量步骤获得散光透镜的屈光力。

（2）旋转屈光力转轮至屈光力为两条主子午线屈光力和的一半,此时两条主子午线可能模糊。

（3）旋转目镜下方的十字子午线旋钮,使子午线的一条线穿过两条主子午线的交叉中心,读出对准交叉中心十字子午线的轴向,即为棱镜的底向（图 4-3:30°）。

（4）根据棱镜刻度线,读出两条主子午线的交叉中心对应的棱镜屈光力（图 4-3:2$^\triangle$）。

（5）记录合成棱镜屈光力及底向（如图 4-3:2$^\triangle$@30°）。

2. 测量分解棱镜效果,步骤如下:

（1）按散光透镜的测量步骤获得散光透镜的屈光力。

（2）转动屈光力转轮直至屈光力位于两条主子午线屈光力的一半,此时两条主子午线可能模糊。

（3）转动散光轴向转盘至 0°~180°。

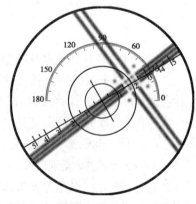

图 4-3　棱镜度的合成（右眼镜片）

笔记

（4）旋转目镜下方的十字子午线旋钮至90°~270°。

（5）根据棱镜刻度线,读出垂直方向的分解棱镜屈光力（如图4-4:右眼镜片 $1^{\triangle}$BU,）。

（6）转动散光轴向转盘至90°~270°。

（7）旋转目镜位置的十字子午线旋钮至0°~180°。

（8）根据棱镜刻度线,读出水平方向的分解棱镜屈光力（如图4-5:右眼镜片 $1.7^{\triangle}$BI）。

（9）记录分解棱镜屈光力及底向（右眼镜片 $1^{\triangle}$BU 和 $1.7^{\triangle}$BI）。

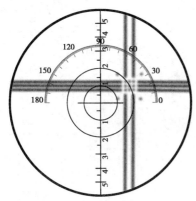　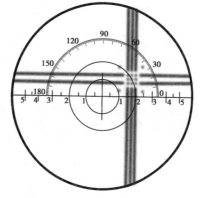

图4-4　棱镜的分解——垂直方向　　　　图4-5　棱镜的分解——水平方向

3. 注意事项　读棱镜底向时,如果底向位于第一象限时为1°~89°,第二象限时为91°~179°,第三象限时为181°~269°,第四象限时为271°~359°。

（卓佐跑　陈　浩）

附　眼用棱镜的测量实验记录单

班级：_____　　姓名：_____　　学号：_____　　日期：_____

1. 测量球面透镜的棱镜效果

透镜编号	屈光力	棱镜效果	测量方法	评分	教师签名

2. 测量散光透镜的棱镜效果

透镜编号	屈光力	合成棱镜效果	分解棱镜效果	评分	教师签名

总分：_____

日期：_____

眼镜架的测量

> 🖋 **目的**
>
> 掌握眼镜架尺寸的两种测量方法（方框法和基准线法）。
>
> 🖋 **仪器和材料**
>
> 眼镜架（材料：金属、板材）、直尺、笔

通常，眼镜架的一侧镜腿内侧或者撑片表面会注明尺寸、型号和颜色，而另一侧镜腿内侧或撑片表面则注明产地、品牌和材料。眼镜架的规格尺寸由镜圈尺寸、鼻梁尺寸和镜腿尺寸三部分组成。眼镜架规格尺寸的测量和标识，一般采用方框法和基准线法。

一、方框法测量眼镜架的尺寸

如图 5-1 所示，以塑料架为例，在左右镜圈的内槽或镜片的外缘（虚线部分），分别画两个外切矩形（虚线部分）。外切矩形的长度代表镜圈尺寸（a）；两外切矩形间的距离代表鼻梁尺寸（d）；外切矩形的高度，叫镜架高度（b）；两外切矩形中心的距离叫镜架的中心距离（c），也等于镜圈尺寸（a）和鼻梁尺寸（d）之和（$c=a+d$）。

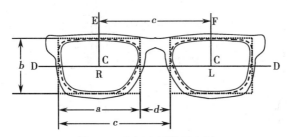

图 5-1　方框法测量示意图

如图 5-2 所示，50 代表镜圈尺寸为 50mm，20 代表鼻梁尺寸为 20mm，136 代表镜腿尺寸（延展长度）为 136mm，"□"代表用方框法测量，TITAN-P 表示材料，Col.01 表示颜色。

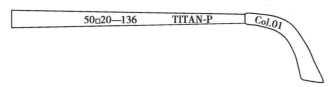

图 5-2　眼镜架的尺寸标记

二、基准线法测量眼镜架的尺寸

如图 5-3 所示,通过在左右镜圈的内槽或镜片外缘的最高点和最低点分别做水平切线 (AA' 和 BB') 及其平分线 (DD'),镜圈内槽鼻侧与颞侧间基准线的长度代表镜圈尺寸 (a);左右镜圈鼻侧内槽间的距离代表鼻梁尺寸 (d),左右镜圈内槽鼻侧与颞侧间基准线的长度的中点 M、M' 间的距离为镜架的中心距离 c ($c=a+d$),这种表示方法称为基准线法。

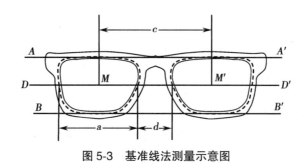

图 5-3 基准线法测量示意图

三、眼镜架的其他参数测量(图 5-4)

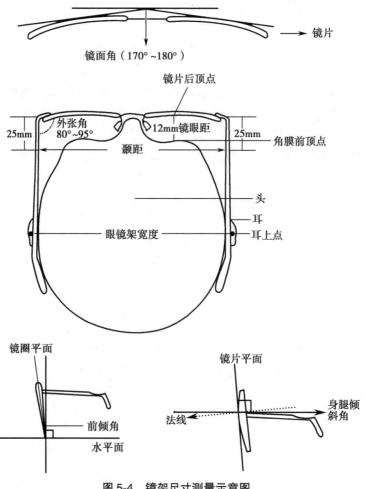

图 5-4 镜架尺寸测量示意图

1. **镜面角**　左右眼镜片平面所夹的角，一般为 170°~180°。弧形眼镜片以弧面的顶点和切面做为平面。

2. **眼镜架宽度**　镜腿上与耳朵顶点接触的部位称为耳上点，两侧镜腿耳上点之间的距离称为眼镜架宽度。

3. **颞距**　镜圈平面后 25mm 处镜腿间的距离。

4. **外张角**　镜腿完全外展时，两铰链轴线连接线与镜腿之间的夹角，一般约为 80°~95°。

5. **前倾角**　镜圈平面与水平面的垂线之间的夹角，也称倾斜角，一般约为 8°~15°。

6. **镜腿弯点长**　镜腿铰链中心到耳上点的距离。

7. **镜腿长**　镜腿铰链中心到镜腿尾端的距离，即眼镜架上标识的镜腿尺寸。

（卓佐跑　陈　浩）

笔记

附 眼镜架的测量实验记录单

班级：_____ 姓名：_____ 学号：_____ 日期：_____

1. 测量金属眼镜架的尺寸

眼镜架型号	眼镜架标记尺寸	眼镜架实测尺寸	测量方法	评分	教师签名

2. 测量板材眼镜架的尺寸

眼镜架型号	眼镜架标记尺寸	眼镜架实测尺寸	测量方法	评分	教师签名

3. 其他眼镜架参数的测量

眼镜架型号	眼镜架宽度	颞距	外张角	前倾角	镜腿弯点长	镜腿长	评分	教师签名

总分：_____

日期：_____

实训六

眼镜架的调整

> 🍃 **目的**
>
> 　掌握眼镜架的标准调整及针对配戴者脸型特征的调整技能。
>
> 🍃 **仪器和材料**
>
> 　镜架工具钳、螺丝刀、烘热器、眼镜架(材料:金属、板材;款式:全框、半框、无框)、直尺

　　眼镜架出厂时需符合标准尺寸,但标准尺寸的镜架不一定符合具体的配戴者。为了使配戴者达到满意的配戴效果,要根据每一位配戴者头部、面部的实际情况进行调整。在调整前应先了解调整标准和调整原则,然后按照标准调整和针对性调整进行眼镜架的调整。

一、眼镜架的标准调整

　　1. **塑料眼镜架**　塑料眼镜架的调整重点是镜面、镜腿外张角、身腿倾斜角、弯点长、垂长弯曲形状等的调整。调整方法如下:

　　(1)用加热器加热,使镜架需调整部位的塑料软化,通过外力调整,以达到变形目的(图6-1)。

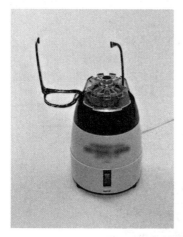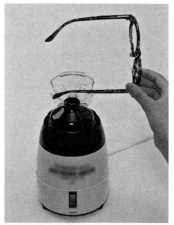

图 6-1　塑料镜架的加热调整

　　(2)可通过电烙铁加热金属铰链,使金属铰链位置或角度发生变化,从而达到调整目的。

　　(3)个别调整,可用锉刀锉或砂轮削去一定的材料,达到调整目的。

笔记

塑料架加热后切忌使用镜架工具钳调整,以免造成压痕。加热前应充分了解被调整眼镜架材料的加热特性,以免损坏眼镜架。塑料架若装有活动鼻托,则与金属架鼻托的调整方法相同。

2. **金属眼镜架**　金属眼镜架的调整,主要是使用镜架工具钳,借用外力使镜架发生变形而达到调整目的。包括对镜面、鼻托、身腿倾斜角、外张角、镜腿弯点长和垂长弯曲形状等的调整。金属眼镜架调整的难点是鼻梁与镜圈的位置和角度、鼻托的角度和位置、镜腿垂长部垂内角和垂俯角的调整。需要注意的是:

(1) 选择合适的镜架工具钳。

(2) 适合的力度和恰当的受力点。

(3) 注意防护,避免镜架工具钳在强力下对镜架造成压痕和刻伤。

(4) 防止调整过度而造成的反复操作,避免镜架断裂。

3. **无框和半框眼镜架**　因为本身结构的不同,在调整无框和半框眼镜架时有其特别的要求和注意事项:

(1) 由于镜片周围没有镜圈的保护,调整时镜架所承受的外力,会直接作用在镜片上,而镜片本身由于边缘开槽或打孔造成的强度降低,也使镜片更容易受到破坏,所以要求在调整时,需要借助辅助工具来夹持眼镜的某些部位,以控制镜片受力状态,或者拆卸镜片后再进行调整。

(2) 因为半框眼镜和无框眼镜的形状,往往与螺丝、拉丝的松紧度有关,无框眼镜螺丝松动和半框眼镜拉丝松动常常会引起镜架变形,所以在观察分析变形情况之前首先要紧固螺丝或拉丝。

4. **镜架的标准调整步骤**

(1) 调整眼镜架的镜面角至 170°~180°(图 6-2)。

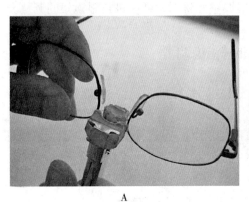 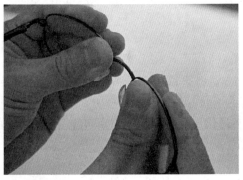

A　　　　　　　　　　　　　　　　　　B

图 6-2　镜面角的调整
A. 使用鼻梁钳调整　B. 用双手轻掰镜面调整

(2) 调整两个镜圈的前倾角相等,约为 8°~15°(图 6-3)。

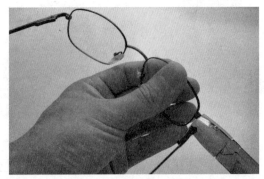

图 6-3　镜圈前倾角的调整,镜腿钳夹紧桩头部位进行上或下方向的运动,调整夹角

笔记

（3）调整镜腿外张角相等，约为 80°~95°（图 6-4）。

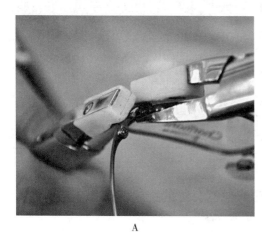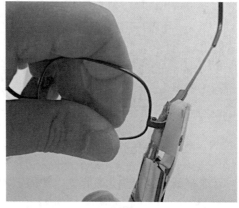

图 6-4　镜腿外张角的调整
A.组合钳法　B.单钳法

（4）调整两侧镜腿的身腿倾斜角一致，使两镜腿相互平行，前倾角相等。

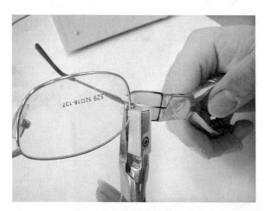

图 6-5　身腿倾斜角的调整

（5）调整双侧镜腿，保持双侧镜腿弯点长、垂俯角、垂内角相等（图 6-6）。

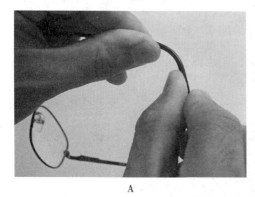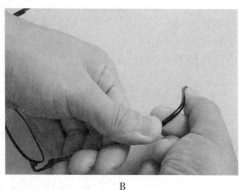

图 6-6　镜腿的调整手法

（6）在平面上调整镜腿的一致性，将镜架两镜腿张开倒置于水平面上，使其两镜腿平行，弯曲部相等，两镜腿与水平面平行接触（图 6-7A）。翻转镜架后，两镜腿末端与水平面平行接触（图 6-7B）。

笔记

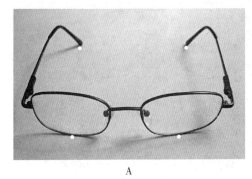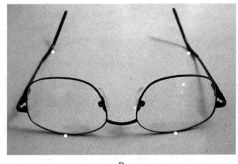

A　　　　　　　　　　　　　　　　　　B

图 6-7　调整好镜腿的眼镜,水平放置(A),倒置于水平面(B),白点为接触平面

(7) 合拢镜腿,调整镜腿折叠后的均匀性,观察镜架,使两镜腿相互平行相叠,或者仅成极小夹角,相交点位于镜架中央且两侧角度相等(图 6-8)。

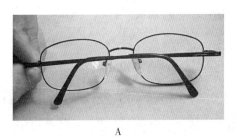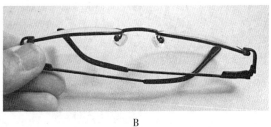

A　　　　　　　　　　　　　　　　　　B

图 6-8　合拢镜腿

(8) 调整鼻托,使左右鼻托对称,高度、角度及上下位置适中(图 6-9)。

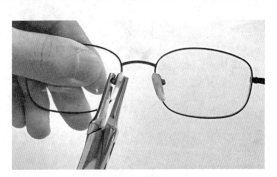

图 6-9　鼻托的调整

(9) 调整铰链螺丝的紧张度,交替开合镜腿,使镜腿既可以保持张开,又无明显开合阻力感。轻轻晃动镜架时,镜腿仍可保持原位(图 6-10)。

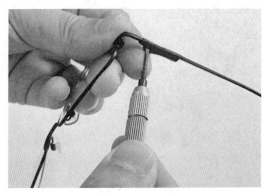

图 6-10　调整铰链螺丝

笔记

二、眼镜架的针对性调整

1. 首先是水平调整。需要考虑镜片类型，单光镜片的光学中心与瞳孔中心相对；双光镜两侧子片高度（距离下睑）应相等；渐变镜配镜十字应与瞳孔中心相对。经过标准调整的镜架不能保持水平说明配戴者的面部不对称，需要进行针对性调整。如左右镜圈位置不等高，说明配戴者的两耳位置高低不一。右眼镜片位置较高，则需将右镜腿角度抬高，或者将左镜腿放低，反之亦然。不过调整时需注意对前倾角的影响。

2. 调整戴镜后的前倾角和镜眼距离，使左右镜片前倾角相等，约为 8°~15°，从正面观察，左右镜圈高度一致，而且笑的时候镜圈下缘不与脸颊接触。如果触及脸颊，则应减小前倾角，或者调整金属镜架的鼻托以增大镜眼距离。配戴渐变镜时，前倾角范围在 10°~20° 之间，另外镜眼距离应尽量小，约为 12mm，以不触及睫毛为限。

3. 调整镜腿外张角，需要从配戴者正面观察眼镜是否左右偏移；从头上方观察两侧顶点距离是否相等；还需观察镜腿是否压迫太阳穴。如果发现左眼镜片距鼻侧较近，则内收左侧镜腿，同样也可外展右侧镜腿。反之亦然。

4. 调整镜腿侧弯，使其应与配戴者头部形状相符，避免镜腿在双颞侧过松或过紧。

5. 调整镜腿弯点长，使其与双侧耳尖的位置相符。

6. 调整镜腿垂长的弯曲形态，使其与耳后轮廓及头部解剖弯曲一致。

三、注　意　事　项

注意防护，多处调整的时候，遵循"由前往后"的原则。

（卓佐跑　陈　浩）

笔记

附 眼镜架的调整实验记录单

班级:_____ 姓名:_____ 学号:_____ 日期:_____

1. 眼镜架的标准调整

眼镜架种类	步骤记录 (包括调整器具)	评分		教师签名
		操作	眼镜架	
金属全镜框				
板材全镜框				
金属半框架				
金属无框架				

2. 眼镜架的针对性调整

眼镜架种类	步骤记录 (包括调整器具)	评分		教师签名
		操作	眼镜架	
金属全镜框				
板材全镜框				
金属半框架				
金属无框架				

总分:_____

日期:_____

实训七

眼镜加工

> **目的**
>
> 掌握半自动磨边机、全自动磨边机的操作方法。
>
> **仪器和材料**
>
> 焦度计、制模机、半自动磨边机、全自动磨边机、镜架工具钳、螺丝刀、锉刀、烘热器、透镜、眼镜架、模板、记号笔、螺丝、镜布、直尺。

把符合配镜处方的定配眼镜片磨成与眼镜圈几何形状相同的一种加工工艺称为割边或磨边。根据加工工艺的不同可分为：手工磨边和自动磨边。随着模板机及自动磨边机的出现，模板制作、眼镜片磨边实现了自动化。手工磨边已逐步被自动磨边所替代。自动磨边又分为半自动磨边和全自动磨边两种。半自动磨边是自动磨边机按实物形式的模板进行自动仿型磨削（图7-1A）。全自动磨边是自动磨边机按电脑扫描的镜圈或撑片形状、尺寸的三维数据，即无形模板进行自动磨削（图7-1B）。

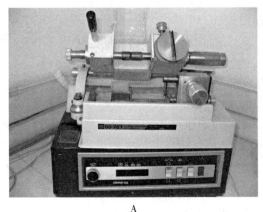　　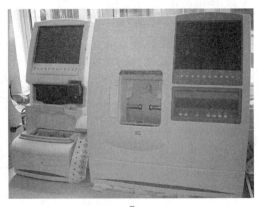

A　　　　　　　　　　　　　　　　　　B

图 7-1　自动磨边

A.半自动磨边机　B.全自动磨边机

一、半自动磨边

1. **模板制作**　标准模板制作要求制作的模板中央孔中心位于镜圈的几何中心。

（1）固定镜架（图7-2）：在镜架工作台上，将镜架的镜腿朝上放置，镜圈上端靠紧前后定位板；松开镜圈固定夹的调节螺母，让镜圈固定夹夹住镜圈下边缘，调节定位板的前后位

笔记

41

置,使镜圈的上下边框与坐标面板所标出的纵坐标的刻度值相同,使镜架的几何中心与模板中心高度一致;一只手松开夹住镜圈下边缘的镜圈固定夹,另一只手扶镜架左右移动,让右(左)眼镜圈的左右边框与坐标面板所标出的横坐标的刻度值相同,使镜架的几何中心与模板中心水平位置一致;而后用两个夹紧螺栓分别将鼻梁、颞侧桩头(或镜圈边缘)固定。

(2)放置模板坯料:将模板指示孔朝上,将顶出孔镶嵌于模板工作台上的模板顶出杆上,将定位孔镶嵌在模板工作台的定位钉上。一般将模板坯料的光滑面朝下放置,以便在模板上标注记号。

(3)切割模板(图7-3):用右手将操作手柄扳至预备位置,用左手将沟槽扫描针嵌入镜圈槽内。右手将操作手柄扳至切割位置,进行模板切割。沟槽扫描针旋转一周后,右手将操作手柄扳至停止位置。按下顶出按钮,将模板顶出,取下模板并清除模板的磨削料。

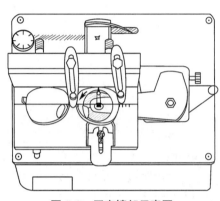

图 7-2　固定镜架示意图

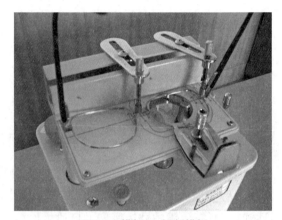

图 7-3　模板机:切割模板

(4)修整模板:用锉刀适当修整模板使之与镜圈形状相同、大小合适、松紧适度;对模板边缘进行倒角,以防刮蹭镜架镀层。

2. 标记模板

(1)在已修整好的标准模板上,用记号笔在颞侧标记"R"或"L",以及指向鼻侧的箭头。

(2)在标准模板上按配镜处方的要求确定镜片光学中心水平移心量和垂直移心量,并用油笔绘出水平和垂直加工基准线。

3. 定中心　半自动磨边或全自动磨边工序中的定中心工序通过定中心仪实现。

(1)打开电源,转动操作压杆将吸盘架转至右侧位置。

(2)分清左右镜片,将模板的定位孔置于定中心仪上刻度面板的两个定位销中(以标准模板为例),根据计算所得的镜片光学中心水平移心量和垂直移心量,移动标尺确定光学中心与模板的相对位置;如果是非标准模板则移动标尺,使之位于先前标注好的光学中心位置。如果有散光则应使镜片的水平基准线与模板的水平加工基准线平行。

(3)将镜片距光学中心最远端的边缘与模板比较,在确认有足够的加工余量后(一般塑料镜圈与金属镜圈的尖边槽的深度在0.5~1.0mm之间,故加工余量一般应大于1mm,具体还应视模板大小而定),将吸盘的红点对应吸盘架上的标志点装入吸盘,左手固定镜片,右手将操作压杆顺时针转动将吸盘架转动至正位并均匀压下,使吸盘吸附在镜片上后,右手轻轻抬起,左手也随着将镜片上送,最后,将吸盘从吸盘架上小心取下(图7-4)。

4. 半自动磨边机加工镜片

(1)打开电源开关,半自动磨边机处于待机状态。

(2)在半自动磨边机的控制机构上选择镜片种类(玻璃片、树脂片、PC片)、尖边类型(磨平边、磨尖边、磨强制尖边),并设定误差大小,调节尖边弧度。

笔记

（3）确认模板的左右、上下无误后，将模板定位孔定位于半自动磨边机左侧模板轴的两个定位销上，用压盖固定。

（4）把定中心仪确定的有镜片吸附其上的吸盘嵌入在半自动磨边机右侧的镜片轴的凹形键槽内。此时，吸盘座上的红色标记点应与轴上的红点标记点对准，手动旋转或机动夹紧固定轴上的夹紧块。在夹紧过程中，要做到力量适中，不能过松或过紧（有的机器带保护装置可以防止过松或过紧）。过松，镜片易滑脱；过紧，镜片易碎裂。

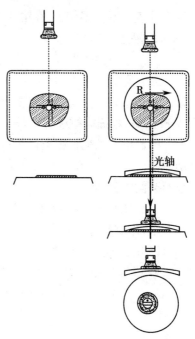

图 7-4　镜片光学中心与吸盘位置的示意图

（5）启动"开始 start"键加工。砂轮转动，镜片台带动镜片自动将镜片移动至粗磨砂轮上方，镜片轴做低速转动，然后缓慢下降使镜片边缘与砂轮接触，开始磨削。开始时镜片朝一个方向转动磨削。当镜片边缘被磨小至模板与模板台接触后，镜片轴作正反转动，按照模板的轨迹先将边缘的一部分磨削成形，磨好一部分再磨余下部分，直至全部成形，这样做可以减少空行程，提高磨边效率。当镜片基本成形后，镜片轴朝一个方向连续旋转，将镜片边缘作进一步完善。

粗磨成形后，镜片台自动抬起使镜片脱离砂轮，并自动移动到 V 形槽细磨砂轮（或平磨砂轮）上方，镜片轴做低速转动，然后缓慢下降使镜片边缘与砂轮接触，开始磨削尖边。磨尖边结束之后，镜片台自动抬起，使镜片脱离砂轮的 V 形槽，并向右移动到原位。

（6）加工后，手动旋转或机动松开固定轴上的夹紧块，卸下镜片，与镜圈比较大小。注意在未确认镜片大小合适前，吸盘不要取下。如果尺寸大，则重新将吸盘座上的红色标记点与镜片轴上的红点标记点对准，嵌入镜片轴的凹形键槽内，装上镜片，手动旋转或机动夹紧固定轴的夹紧块，调小尺寸，启动"完成 finish"键加工，此时，机器会控制镜片仅进行磨尖边操作。

（7）磨安全角（倒棱）：待确认镜片大小合适，取下镜片上的吸盘，在手磨砂轮机上对镜片的凸凹两边缘倒出角度为 30°，宽度约为 0.5mm 的安全斜角。

二、全自动磨边

1. 确定镜片加工基准（如光学中心）。

2. 扫描

（1）选择双眼扫描或右眼扫描或左眼扫描。若镜架对称性不好，选择右眼扫描或左眼扫描；若镜架对称性好，选择双眼扫描。

（2）选择镜架类型（如金属镜架或塑料镜架），选择镜片类型（如玻璃材料、树脂材料、PC 材料），选择尖边类型（如普通尖边、强制尖边、平边）。

（3）将镜架正面朝下放置在扫描箱中，并用镜框夹固定。若为无框眼镜、半框眼镜，则是先将撑板（或模板）在中心仪上水平定位、装吸盘后，装在扫描附件上，然后，将附件放置在扫描箱中，插上扫描探头。

（4）按扫描循环启动键，扫描镜架或撑板（或模板）。

3. 中心仪定位　分别将镜片的水平加工基准线与刻度盘的水平中心线重合，镜片基准点（如光学中心、配镜十字）在中心仪中心定位。装吸盘、取吸盘。（为保护镜片镀膜镜片、树

笔记

脂镜片表面不受损伤,可在镜片的两个表面贴上专用保护贴膜,再使用吸盘。)

4. 磨边

(1) 选择尖边类型:普通尖边、强制尖边、平边。

(2) 先加工右片,将右片放置在磨边机的镜片夹支座上夹紧(注意吸盘上点的位置)。输入右眼单眼远用瞳距及瞳高,即可开始磨边。如果是扫描双眼镜圈,电脑会自动计算并显示 FPD 值,若扫描撑板(或模板、单片)则还需输入 FPD 值。

(3) 磨边机镜片扫描探头按模板的形状,对右片前后表面进行扫描测试,如镜片直径满足镜圈形状、尺寸要求并且事先没有选择强制尖边模式,扫描测试完成后则启动磨边程序,直至磨削成型。

(4) 取出镜片(不要卸下吸盘)并试装镜架,与镜架对照(无框眼镜与模板对照),如不符合要求,修改磨边量并重新磨边(此时仅磨尖边或平边),直至大小合适。

(5) 完成右片,再加工左片,重复步骤(1)~ 步骤(4)。

5. 最后工序 磨安全角、抛光、装配、加工后的调整(整形)和检测。

三、注 意 事 项

1. 避免吸盘上沾有磨削粉末,以防止加工时损伤镜片表面。

2. 避免固定轴的夹紧块胶垫上沾有磨削粉末,以防止加工时损伤镜片表面。

(保金华)

笔记

附 眼镜加工实验记录单

班级：＿＿＿＿＿＿　姓名：＿＿＿＿＿＿　学号：＿＿＿＿＿＿　日期：＿＿＿＿＿＿

1. 半自动磨边

眼镜片编号	配镜处方	质检结果	评分	教师签名
1				
2				
3				

2. 全自动磨边

眼镜片编号	配镜处方	质检结果	评分	教师签名
1				
2				
3				

总分：＿＿＿＿＿＿

日期：＿＿＿＿＿＿

双光镜的配镜参数测量

双光镜，即一个眼镜片同时含有两个屈光力，通常为视近区和视远区，视远区的处方为远距处方，视近区包含阅读附加。双光镜的配镜参数包括单眼瞳距和单眼睑高。

一、双光镜的单眼瞳距测量

1. **瞳距仪法** 测量步骤如下：

（1）指导被测者双手水平捧住瞳距仪（图 8-1），置于自己鼻梁正中，同时双眼注视瞳距仪内部的光源。

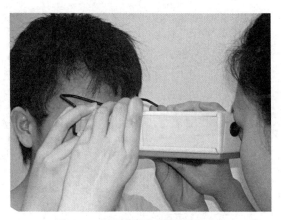

图 8-1 使用瞳距仪测量单眼瞳距

（2）测量者同样双手水平捧住瞳距仪另一端，用优势眼通过单孔窗口观察被测者双眼的角膜映光点及双眼前的垂直黑线。

（3）先测量被测者的右眼，测量者用左手拇指移动瞳距仪底部的左侧水平推钮，令被测者右眼前的垂直黑线与被测者右眼角膜映光点重合。

（4）然后测量被测者的左眼，测量者用右手拇指移动瞳距仪底部的右侧水平推钮，令被测者左眼前的垂直黑线与被测者左眼角膜映光点重合。

（5）重复测量 2~3 次，取重复率高的测量值或取均值，并记录。

2. **瞳距尺法**　通常采用有鼻梁槽的单目瞳距尺（图 8-2），测量步骤如下：

（1）测量者与被测者在同一高度相对而坐（距离一臂远，约 40cm）。

（2）将瞳距尺轻轻置于被测者的鼻梁上，保持瞳距尺水平放置，瞳距尺与角膜的距离近似镜眼距离。

（3）先测量被测者右眼，指导被测者注视测量者的左眼。

（4）测量者闭上右眼（避免平行视差）。

（5）测量者将笔式电筒置于自己左眼正下方，将光源照射至被测者右眼，以确定右眼瞳孔中心的位置，但切忌直射被测者瞳孔，被测者也不应注视电筒灯光。

（6）观察被测者右眼角膜反光点，微微上下调整瞳距尺的位置，令瞳距尺单眼窗口的刻度与角膜反光点接近，便于读数。

（7）读出瞳距尺上对应该眼瞳孔中心角膜映光点的单眼瞳距刻度，即为右眼远距瞳距数值。

（8）同法测量左眼瞳距。

（9）重复测量单眼瞳距 2~3 次，取重复性好的结果或取均值，并记录，单位为 mm。

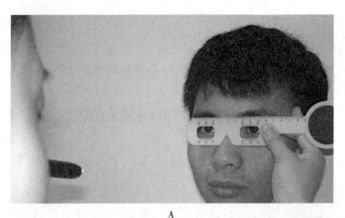

A

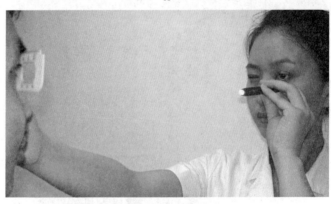

B

图 8-2　使用单目瞳距尺测量单眼瞳距

二、双光镜的单眼睑高测量

笔记

测量双光镜的单眼配镜高度，即单眼睑高，就是确定双光镜子片顶位置。验配双光镜时通常要求在第一眼位时，子片顶位于可见虹膜下缘（即角膜下缘）切线处（图 8-3A）。如果虹膜下缘被下眼睑遮盖或者与下眼睑缘相重合,则子片顶被定位在下眼睑缘。如果所配戴的双光镜主要用于看近用,则子片顶部需要定位偏高,即在瞳孔下缘和虹膜下缘的中点(图8-3B)。如果是验配特殊的双光镜,即近用区只是偶尔使用,那么子片顶位置比通常情况要低 3~5mm(图 8-3C)。

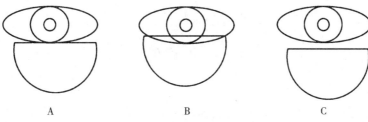

图 8-3　双光镜子片顶位置

1. 单眼睑高的测量步骤如下(以常规验配双光镜为例):

(1)测量者与被测者面对面舒适就座,间距 40~50cm。

(2)指导被测者舒适配戴调校好的眼镜架。

(3)测量者与被测者的眼位保持在同一水平线上。

(4)先测量右眼配镜高度。

(5)指导被测者水平注视正前方(如测量者左眼或右眼)。

(6)测量者用标记笔在镜圈撑片上标记出被测者右眼下睑缘的位置。

(7)重复步骤 5 和步骤 6,测量左眼的配镜高度。

(8)分别测量左、右镜圈撑片上标记点至镜圈内缘最低点的高度,并记录(如右眼配镜高度:17mm,左眼配镜高度:17mm;或简写为配镜高度:17/17mm)。

2. 注意事项　当左右眼下睑缘的高度不在同一高度时,首先检查所配戴的眼镜架的镜圈是否在同一高度,若两镜圈在同一高度时,当左右眼相差 2mm 以内时,以优势眼下睑缘高度为基准确定子镜片顶点高度;当左右眼相差 2mm 以上时,以左右眼的平均值为基准来确定子镜片顶点高度。

(保金华)

笔记

附　双光镜配镜参数测量实验记录单

班级:＿＿＿＿＿＿　姓名:＿＿＿＿＿＿　学号:＿＿＿＿＿＿　日期:＿＿＿＿＿＿

测量双光镜的配镜参数

受试者编号	姓名	单眼瞳距	单眼睑高	核查	评分	教师签名
1						
2						
3						

总分:＿＿＿＿＿＿

日期:＿＿＿＿＿＿

实训九

渐变多焦点镜的检测

🍃 目的
　　掌握渐变多焦点镜标记的复原及检测的技能。

🍃 仪器和材料
　　渐变多焦点镜、渐变镜测量卡、焦度计、记号笔、酒精棉球、镜布

　　渐变多焦点镜,简称渐变镜,包含了镜片由上方至下方逐渐增加的近附加度数,为配戴者提供了由远至近的连续的清晰视觉,而镜片外观与单光镜类似。为了便于渐变镜的临床验配及质检,渐变镜通常有特定的标记(图9-1),包括永久性标记和可以擦拭干净的临时性标记。

　　永久性标记包括隐形刻印、近附加、商标及材料。每片渐变镜有2个隐形刻印,隐形刻印之间的距离为34mm。近附加标记位于颞侧隐形刻印的正下方。商标及材料标记位于鼻侧隐形刻印的正下方。临时性标记包括远用参考圈、配镜十字、水平标志线、棱镜参考点和近用参考圈。

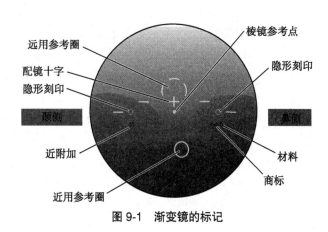

图9-1　渐变镜的标记

一、渐变多焦点镜的标记复原

步骤如下:

　　(1)检查者对着灯光观察渐变镜的前表面(凸面),寻找隐形刻印。每片渐变镜有两个对称的隐形刻印(图9-1),找到隐形刻印后用记号笔直接在镜片上描记。

　　(2)识别隐形刻印正下方的隐形标记,通常颞侧隐形刻印正下方为近附加标记(图9-1

标记为:20,代表近附加为 +2.00D),鼻侧隐形刻印正下方为商标及材料标记(图 9-1 标记为:<e>6,<e> 代表公司的产品商标,6 代表材料为 1.6 折射率)。

(3)根据商标标记,选择相应产品设计的渐变镜测量卡(图 9-2)。

(4)根据渐变镜上描记的隐形刻印,分别对照渐变镜测量卡上的镜片图形,先右片,后左片,用记号笔描记出渐变镜的临时性标记,包括远用参考圈、配镜十字、水平标志线、棱镜参考点和近用参考圈(图 9-1)。

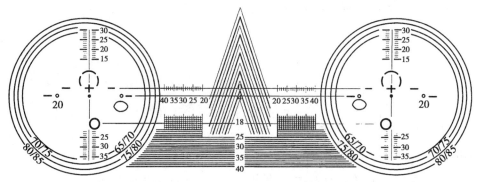

图 9-2 渐变镜测量卡

二、渐变多焦点镜的检测

1. 远用屈光力 使用焦度计测量渐变镜上远用参考圈位置的后顶点屈光力,记录结果。测量步骤如下(以手动焦度计为例):

(1)手动焦度计的使用前准备。

(2)先测量右片。

(3)将眼镜置于载镜台上,镜腿朝下,眼镜架下框应稳定地靠于载镜台,左右移动眼镜或者上下移动载镜台,使渐变镜上远用参考圈正对镜片托的中心,然后放下弹簧夹,固定眼镜片。

(4)通过目镜,观察亮视标(亮视标可以不位于十字分划板中央)。

(5)根据组成亮视标的点状视标及线状视标判断被测透镜为球面透镜还是散光透镜,通过旋转屈光力转轮或结合旋转外置轴向转盘测量右片以及左片,并记录测量结果,具体测量方法参见实训二。

(6)如渐变镜的远用屈光力与配镜处方不符,且不符合国家标准(允差参见国家标准 GB 10810.2-2006.眼镜镜片 第 2 部分:渐变多焦点镜片[S]),需重订镜片。

2. 近附加 临床上,通常采用直接法观察渐变镜近附加度数:记录渐变镜颞侧隐形刻印正下方的刻印数值,如可观察到 22,记录近附加为 +2.25D。如渐变镜的近附加度数与配镜处方不符,且不符合国家标准(允差参见国家标准 GB 10810.2-2006.眼镜镜片 第 2 部分:渐变多焦点镜片[S]),需重订镜片。

3. 单眼瞳距 检测步骤如下:

(1)将渐变镜测量卡正对自己置于桌面上(图 9-3)。

(2)将眼镜架的镜腿朝上置于渐变镜测量卡上,使镜框下缘与任一测量水平线相切,保持眼镜架水平放置。

(3)使眼镜架的鼻梁中央位于"0"刻度,即测量卡上任何一对倒 V 标记线至左右镜圈内侧或镜圈鼻梁的焊接点等距。

(4)配镜十字的竖线对应的刻度线读数即是单眼瞳距,读数并记录(如右眼 32mm,左眼

笔记

32.5mm;或简写为 32/32.5mm)。

(5) 核对:如渐变镜的单眼瞳距与配镜处方不符,且不符合国家标准(允差参见国家标准 GB 13511-1999.配装眼镜[S]),需重订镜片;如渐变镜的单眼瞳距与配镜处方不符,但在国家标准范围内,首先尝试调整镜架,如配镜者依旧存在瞳距的配适问题,需重订镜片。

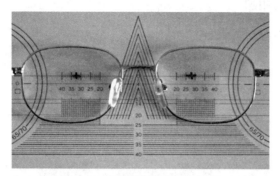

图 9-3　渐变镜的单眼瞳距测量

4. 单眼瞳高　检测步骤如下:

(1) 将渐变镜测量卡倒置后水平放置(图 9-4)。

(2) 将眼镜架的镜腿朝上置于渐变镜测量卡上,使镜圈下缘刚好压住"0"刻度的水平线。

(3) 配镜十字中横线对应的刻度线读数即是单眼瞳高,读数并记录(如:25/25mm)。

(4) 核对:如渐变镜的单眼瞳高与配镜处方不符,且不符合国家标准(允差参见国家标准 GB 10810.2-2006.眼镜镜片　第 2 部分:渐变多焦点镜片[S]),需重订镜片;如渐变镜的单眼瞳距与配镜处方不符,但在国家标准范围内,首先尝试调整镜架,如无法保证配镜者清晰、舒适地使用该渐变镜,需重订镜片。

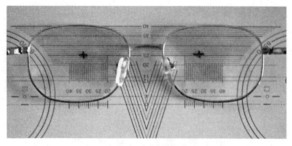

图 9-4　渐变镜的单眼瞳高测量

5. 棱镜参考点　将标记的渐变镜棱镜参考点对准焦度计测量孔径的中央,使用焦度计测量该点的棱镜屈光力及底向,读出并记录(如 $3^{\triangle}BD$);左右眼棱镜参考点的棱镜屈光力差异建议 $<1^{\triangle}$,否则需重订镜片。

三、注 意 事 项

(1) 渐变镜测量卡提供的近用参考圈位置仅代表一种设计,如远用平光,近附加 +2.00D 的位置;对于不同设计、不同远用屈光力、不同近附加,近用参考圈位置可能不相同。

(2) 对于渐变镜的近附加,也可采用测量法,即分别测量渐变镜渐变面的近用屈光力与远用屈光力,两者的差值即为渐变镜的近附加;但由于渐变镜的近用屈光力测量位置不确定,因此渐变镜近附加通常采用直接法获得,即直接观察渐变镜颞侧隐形刻印正下方的近附

笔记

加标记数值。

（3）如测量渐变镜近附加，首先需要明确渐变镜的渐变面是在前表面，还是后表面；如渐变面是前表面，分别测量渐变镜前表面的近用屈光力与远用屈光力，两者的差值即为渐变镜的近附加；如渐变面是后表面，分别测量渐变镜后表面的近用屈光力与远用屈光力，两者的差值即为渐变镜的近附加。

（保金华）

附 渐变多焦点镜的检测实验记录单

班级：_____ 姓名：_____ 学号：_____ 日期：_____

1. 渐变多焦点镜的标记复原

渐变镜编号	隐形刻印（两个）	远用参考圈	配镜十字	水平标志线	棱镜参考点	近用参考圈	近附加	商标/材料

2. 渐变多焦点镜的检测

渐变镜编号							
	远用屈光力	近附加	单眼瞳距	单眼瞳高	其他		
配镜处方							
检测结果							
结论及处理意见							
评分					教师签名		

渐变镜编号							
	远用屈光力	近附加	单眼瞳距	单眼瞳高	其他		
配镜处方							
检测结果							
结论及处理意见							
评分					教师签名		

总分：_____

日期：_____

渐变多焦点镜的配镜参数测量

　　渐变多焦点镜（以下简称渐变镜）的配镜参数是指远距的单眼瞳距和单眼瞳高（也称配镜高度）。验配渐变镜时，由远距单眼瞳距和远距单眼瞳高组成的配镜十字通常应对准配镜者的瞳孔中心（图10-1）。

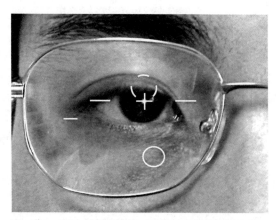

图 10-1　渐变镜的配镜十字对准配镜者的瞳孔中心

　　为渐变镜的配镜者测量配镜参数前，需要先帮助配镜者选择一副合适的眼镜架，并进行针对性的眼镜架调整；然后为配镜者测量远距的单眼瞳距和单眼瞳高；最后在配镜者取镜时，还需要指导配镜者正确理解和使用渐变镜。

一、选择合适的眼镜架

　　在为配镜者测量渐变镜配镜参数前，首先需要选择一副合适的眼镜架。渐变镜的眼镜架越大，渐变镜两侧周边区像差越大；眼镜架越小，戴镜者的有效视场越小。对渐变镜镜架的选择要求为：

　　1. 眼镜架必须要有足够的垂直高度，以保证足够的视远及视近的有效视场。例如，渐

笔记

59

变镜的渐变区长度为 18mm 时,眼镜架的垂直高度建议至少为 30mm,即从瞳孔中心到眼镜架底部最低点内槽的垂直距离(即配镜高度或瞳高)为 20mm,从瞳孔中心到眼镜架顶部最高点内槽的垂直距离为 10mm(如果配镜者习惯小镜架,这个距离也可根据配镜者的实际情况减小)(图 10-2)。

2. 眼镜架要有足够的鼻侧区域,可以为配镜者提供足够的鼻侧视近区。

3. 眼镜架应稳固,不易变形,一般以选择全框和半框架为宜。

4. 选择有鼻托的眼镜架,利于调整配镜高度。

5. 眼镜架的镜腿不宜过宽,以便于调整眼镜架的前倾角。

以上是渐变镜镜架选择的针对性要求,从美学角度来说,要与脸形、气质、职业等相符,这些方面的要求与一般镜架选择类似。

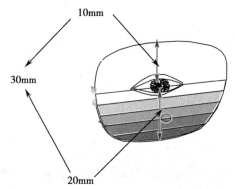

图 10-2　渐变镜的眼镜架高度选择(以渐变镜的渐变通道设计为 18mm 为例)

二、调整渐变镜镜架

指导配镜者选择合适的眼镜架后,需要根据配镜者的脸部特征调整眼镜架,在保证精确测量渐变镜配镜参数的前提下,增大眼镜片的有效视场有助于配镜者更快地适应渐变镜。渐变镜镜架的针对性调整内容主要包括:镜架平衡、前倾角、镜眼距离、镜腿长度、面弯。需要特别重视眼镜架的镜眼距离、前倾角及面弯,具体如下:

1. 镜眼距离:以眼镜片后表面不触及睫毛为宜,减小镜眼距离可增大有效视场,这个原理类似于"锁孔效应"(图 10-3A)。

2. 前倾角:眼镜架必须根据配镜者的面部特征调整前倾角,一般在 8°~12°。当渐变镜视近区和中间区离眼睛比较近时,可以增大有效视场(图 10-3B)。

3. 面弯:眼镜架的弧度应与面部相匹配,即眼镜架具有一定的面弯度,有助于增大有效的水平向视场(图 10-3C)。

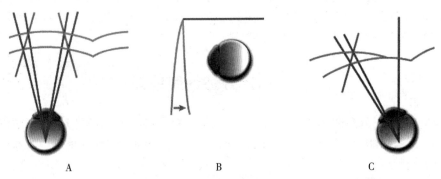

笔记

A　　　　　　　　　　　B　　　　　　　　　　　C

图 10-3　镜眼距离(A)、前倾角(B)及面弯(C)对有效视场的影响

三、测量远距单眼瞳距

1. 瞳距尺法(采用有鼻梁槽的单目瞳距尺)。

(1)测量步骤

1)测量者与被测者在同一高度相对而坐(距离一臂远,约40cm)。

2)将瞳距尺轻轻置于被测者的鼻梁上,保持瞳距尺水平放置,瞳距尺与角膜的距离近似镜眼距离。

3)先测量被测者右眼,指导被测者注视测量者的左眼。

4)测量者闭上右眼(避免平行视差)。

5)测量者将笔式电筒置于自己左眼正下方,将光源照射至被测者右眼,以确定右眼瞳孔中心的位置,但切忌直射被测者瞳孔,被测者也不应注视电筒灯光。

6)观察被测者右眼角膜反光点,微微调整瞳距尺的位置,令瞳距尺单眼窗口的刻度与角膜反光点接近,便于读数。

7)读取瞳距尺上对应该眼瞳孔中心角膜映光点的单眼瞳距刻度,即为右眼远距瞳距值。

8)同样方法测量左眼瞳距。

9)重复测量单眼瞳距2~3次,取重复性好的结果或取均值,并记录,单位为mm。

10)使用渐变镜测量卡,将单眼瞳距标记到对应镜圈撑片上。

11)指导被测者舒适配戴已标记单眼瞳距的眼镜架。

12)用笔式电筒核查。

(2)注意事项:标记眼镜架应先根据配镜者脸型及需求进行针对性的眼镜架调校。此外,整个测量过程中,测量者和被测量者头部都应保持不动;右眼和左眼的瞳距测量应一气呵成,完成后记录结果(本注意事项同时适用于样片法)。

2. 样片法　测量步骤:

1)指导被测者舒适配戴已调校的眼镜架。

2)测量者与被测者在同一高度相对而坐(一臂远,约40cm)。

3)先测量被测者右眼,指导被测者注视测量者左眼。

4)检查者将笔式电筒置于自己左眼正下方(不低于脸颊颧骨位),将光源照射至被测者右眼,以确定右眼瞳孔中心的位置,但切忌直射被测者瞳孔。

5)测量者闭上右眼(避免平行视差)。

6)观察被检查者右眼角膜反光。

7)用记号笔在撑片上标出角膜映光点的位置。

8)用渐变镜测量卡测量单眼瞳距值。

9)测量左眼。

10)完成后取下眼镜架重新给配戴者戴上,核查标记位置是否正好位于角膜映光点。

3. 瞳距仪法　测量步骤:

1)指导被测者双手水平捧住瞳距仪一端,置于自己鼻梁正中,同时双眼注视瞳距仪内部光源。

2)测量者同样双手水平捧住瞳距仪另一端,用优势眼通过单孔窗口观察被测者双眼的角膜映光点及双眼前竖线。

3)先测量被测者的右眼瞳距。测量者用左手拇指移动瞳距仪底部的左侧瞳距计量器,使被测者右眼前的竖线与右眼角膜映光点重合。

笔记

4）同样步骤测量被测者的左眼瞳距。

5）重复测量 2~3 次,取重复率高的测量值或取均值,并记录,单位为 mm。

6）使用渐变镜测量卡,将单眼瞳距值标记到镜圈撑片上。

7）指导被测者舒适配戴已标记单眼瞳距的镜架,用笔式电筒核查。

四、单眼瞳高测量

1. **样片法**　测量步骤:

1）同单眼瞳距测量中步骤 1)~7)。

2）用渐变镜测量卡测量出右眼单眼瞳高(图 10-4)。

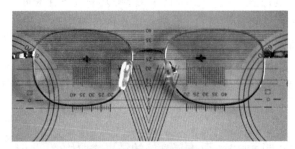

图 10-4　渐变镜配镜高度测量的样片标记法

3）同法测量左眼。

4）完成后取下眼镜架重新给配戴者戴上,核查左右眼的标记位置是否正好位于角膜映光点。

2. **基准线法**　测量步骤:

1）在镜圈撑片上标记出水平基准线,以及被测者的远距单眼瞳距(竖线)。

2）以水平基准线为起始线,向上沿单眼瞳距竖线,每 2mm 画一条水平短线(图 10-5)。

3）测量基准线的高度,即基准线至镜圈最低点内槽的垂直距离。

4）将该镜架根据被测者的脸部特征进行针对性调整。

5）指导配戴者舒适戴上镜架,与被测者正对面而坐,同时确保测量者和被测者的视线高度一致。

6）闭上右眼,指导被测者注视测量者睁开的左眼,同时测量者将笔式电筒置于自己左眼正下方(不低于脸颊颧骨位),观察被测者角膜映光点对应于标记线的位置,并计算出瞳高,例如基准线高度为 20mm,角膜映光点位于第二条标记水平线,而右眼瞳高为 24mm。

7）同样方法测量左眼瞳高。

8）重复上述方法,观察 2~3 次,确认最后单眼瞳高,并记录,单位为 mm。

五、渐变镜定制片订单参数

1. 屈光力(如视远屈光力和近附加度数)。

2. 测量参数(如:单眼瞳距、单眼瞳高)。

3. 渐变镜品牌、设计、材料(或折射率)。

4. 眼镜片表面处理(镀膜、染色)或者变色镜、偏振镜。

5. 高屈光力正透镜须注明眼镜片直径。

6. 如需协助割边、装架,还要注明镜架规格。

笔记

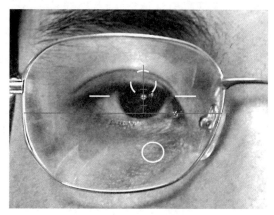

图 10-5　基准线法

六、渐变镜使用指导

1. 指导配镜者配戴渐变镜。

2. 根据配镜参数调整渐变镜配戴位置。

3. 指引配镜者注视和眼睛水平的远视标,看清楚后让配镜者前后倾斜头位体会视标清晰度的变化。

4. 指引配镜者注视近距视标(如近视力表、报纸等),体会视标清晰度的变化。

5. 指引配镜者注视中距离的视标(如电脑视频),体会头位前后移动时视标清晰度的变化。

6. 指导配镜者看旁边物体时,尽量多通过转动头部,少转动眼睛来观看,以减少转动眼睛后过多地通过镜片周边的像差区去视物而导致的事物变形或模糊。

7. 指导配镜者行走,如配镜者抱怨注视地面模糊,提醒配镜者注视地面须略低头,通过渐变镜的中上方观看,如通过渐变镜下方注视地面会引起模糊。

由于渐变镜的设计特征,静态和动态的视觉习惯与自然姿势相比都将有所变化。此外,必须注意要让配镜者意识到存在的周边像差区需要去适应,而且坚持配戴可以加快适应过程。

（保金华）

笔记

附 渐变多焦点镜的配镜参数测量实验记录单

班级:_____ 姓名:_____ 学号:_____ 日期:_____

1. 远距单眼瞳距测量

受试者	测量方法	单眼瞳距 (第一次测量)	单眼瞳距 (第二次测量)	单眼瞳距 (均值)	核查	最终结果

2. 远距单眼瞳高测量

受试者	测量方法	单眼瞳高 (第一次测量)	单眼瞳高 (第二次测量)	单眼瞳高 (均值)	核查	最终结果

3. 渐变多焦点镜的配镜参数

受试者	单眼瞳距	单眼瞳高	核查	评分	教师签名

总分:_____

日期:_____